Table des matières

INTRODUCTION

Vivre avec la maladie d'Addison peut être difficile, car cela nécessite une gestion attentive de son alimentation pour assurer un bon équilibre hormonal et une bonne santé générale. Pour les personnes atteintes de la maladie d'Addison, une alimentation équilibrée et nutritive est importante pour aider à réguler la glycémie, la pression artérielle et l'équilibre électrolytique. Cependant, il peut être difficile de savoir quoi manger et comment raréfier les repas qui sont à la fois délicieux et mauvais pour cette condition.

C'est là qu'intervient le livre de cuisine sur le régime alimentaire de la maladie d'Addison. Ce livre de cuisine est conçu pour fournir aux personnes atteintes de la maladie d'Addison et à leurs proches un guide complet pour gérer leur régime alimentaire et s'assurer qu'ils obtiennent tous les nutriments dont ils ont besoin. Ce livre de cuisine est rempli de recettes faciles à suivre qui sont à la fois délicieuses et nutritives, avec un accent sur les aliments entiers, les protéines maigres et les graisses saines.

En plus des recettes, le livret de régime alimentaire de la maladie d'Addison fournit également des informations précieuses sur les meilleurs aliments à manger et à éviter quand on vit. atteint de la maladie d'Addison. Vous apprendrez l'importance de surveiller l'apport en sodium, de rester hydraté et d'équilibrer votre apport en macronutriments pour maintenir une santé optimale.

Dans l'ensemble, le livre de recettes sur le régime alimentaire de la maladie d'Addison est une ressource incontournable pour toute personne vivant avec cette maladie. En suivant les réponses et les conseils de ce livre de cuisine, vous pouvez prendre le contrôle de votre alimentation et vous assurer que vous obtenez les nutriments dont vous avez besoin pour vous sentir mieux.

CHAPITRE UN

Qu'est-ce que la maladie d'Addison ?

La maladie d'Addison est une maladie chronique dans laquelle vos glandes surrénales ne produisent pas assez de cortisol et d'aldostérone.

Vos glandes surrénales, également appelées glandes surrénales, sont de petites glandes en forme de triangle situées au-dessus de chacun de vos deux reins. Ils font partie de votre système endocrinien.

Le cortisol est une hormone qui aide votre corps à réagir au stress, y compris le stress d'une maladie, d'une blessure ou d'une intervention chirurgicale. Il aide également à maintenir votre tension artérielle, votre fonction cardiaque, votre système immunitaire et votre taux de glycémie (sucre). Cortisol est essentiel à la vie.

L'aldostérone est une hormone qui affecte l'équilibre du sodium (sel) et du potassium dans votre sang. Cela contrôle à son tour la quantité de liquide que vos reins éliminent sous forme d'urine (urine), ce qui affecte le volume sanguin et la pression artérielle.

La maladie d'Addison est également appelée insuffisance surrénalienne primaire. Un trouble connexe, l'insuffisance surrénalienne secondaire , survient lorsque votre glande pituitaire ne libère pas suffisamment d'hormone corticotrope (ACTH), qui active vos glandes surrénales pour produire cortsol.

Qu'est-ce qui cause la maladie d'Addison ?

Il existe deux principales causes de la maladie d'Addison : l'insuffisance surrénalienne et l'insuffisance surrénalienne secondaire. Afin de traiter la maladie, notre médecin devra découvrir ce qui est responsable de notre état.

Insuffisance surrénalienne primaire

L'insuffisance surrénale primaire survient lorsque vos glandes surrénales sont si gravement endommagées qu'elles ne peuvent plus produire d'hormones. Ce type de maladie d'Addison est le plus souvent causé lorsque votre système immunitaire attaque vos glandes surrénales. C'est ce qu'on appelle une maladie auto-immune.

Dans la question de même, vous êtes tout à fait possible, un organe ou un organe ou un organe pour une invadation

Les autres causes d'insuffisance surrénalienne primaire comprennent :

- infections dans votre corps
- administration prolongée de glucocorticoïdes (p. ex. prednisone)
- cancer et excroissances anormales (tumeurs)
- utiliser des anticoagulants utilisés pour contrôler la coagulation dans le sang

Insuffisance surrénalienne secondaire

L'insuffisance surrénale de Sesondaru survient lorsque la glande pituitaire (située dans votre cerveau) ne peut pas produire l'hormone corticotrope (ACTH). L'ACTH indique aux glandes surrénales quand libérer des hormones.

Il est également possible de développer une dose insuffisante si vous ne prenez pas les corticostéroïdes prescrits par votre médecin. Les corticostéroïdes aident à contrôler les problèmes de santé chroniques comme l'asthme.

Il existe également d'autres causes d'insuffisance surrénalienne sexuelle, notamment:

- la génétique
- tumeurs
- Médicaments
- lésion cérébrale traumatique

Quels sont les résumés de la maladie d'Addison ?

La maladie d'Addison, également connue sous le nom d'insuffisance surrénalienne primaire, présente des aspects vagues et non spécifiques. La maladie d'Addison peut être difficile à diagnostiquer et il faut souvent des années pour qu'un diagnostic soit posé. Les résumés de la maladie d'Addison comprennent :

Perte d'appétit, capacité à digérer les aliments et perte de poids

• Basse tension artérielle (hurotension) qui chute davantage en position debout ; cela provoque des étourdissements, parfois au point de s'évanouir.

• Faiblesse chronique des graisses et des muscles

• Taches, bronzage foncé et taches de rousseur de la peau; ceci est plus visible sur les parties du corps exposées au soleil, mais se produit également dans les zones non exposées comme les gencives. La peau assombrie est particulièrement susceptible de se produire sur le front, les genoux et les coudes ou le long des cicatrices, des plis cutanés et des plis (comme sur les paumes).

• Faible taux de sucre dans le sang, y compris un taux de sucre dans le sang dangereusement bas (hyperglycémie)

• Nausées, vomissements et diarrhée

• Incapacité à faire face au stress

• Mauvaise humeur, irritabilité et dépression

• Intolérance à la chaleur ou au froid

• Envie d'aliments salés

Certains de ces symptômes peuvent indiquer des conditions autres que la maladie d'Addison.

Parce que les symptômes de la maladie d'Addison progressent lentement, ils peuvent passer inaperçus jusqu'à ce qu'un événement physiquement stressant, tel qu'une autre maladie, une intervention chirurgicale ou un accident, s'aggrave Symptômes rapidement. Lorsque cela se produit, cela s'appelle une crise d'Addison. Pour une personne sur quatre atteinte de la maladie d'Addison, c'est la première fois qu'elle se rend compte qu'elle est malade. Une crise addisonne est considérée comme une urgence médicale car elle peut être mortelle.

Les symptômes d'une crise supplémentaire incluent :

• Choc, lorsque le corps ne reçoit pas assez de sang

• Défaillance de plusieurs organes, y compris les reins, si la circulation du sang ne peut pas être restaurée

• Douleur pénétrante soudaine dans le bas du dos, l'abdomen ou les jambes

• Vomissements et diarrhées sévères, suivis de déshydratation

• Fièvre

- Faiblesse et fatigue

- Pression artérielle faible

- Perte de conscience

Il y a cinq étapes de progression dans Additions :

- Stade 0 : Fonction surrénalienne normale.

- Étape 1 : Vous avez peut-être augmenté la résistance plasmatique avec des niveaux normaux ou faibles d'aldostérone, mais aucun autre résultat anormal.

- Étape 2 : Vous êtes susceptible d'avoir des niveaux élevés de rénine et des niveaux bas d'aldostérone. La rénine est une enzyme produite dans votre rein. Il aide à réguler notre tension artérielle. Avec un test de stimulation à l'ACTH, vos niveaux de concentration peuvent avoir une réponse faible ou nulle.

- Stade 3 : Vos niveaux d'ACTH augmentent et vous avez des niveaux de cortisol normaux ou bas. L'ACTH ou hormone surrénalienne est fabriquée par votre glande thyroïde. Il stimule votre glande surrénale pour produire des hormones.

• Stade 4 : Il y a des niveaux très élevés d'ACTH et des niveaux bas de cholestérol. Vous pouvez également présenter des symptômes de la maladie d'Addison.

La maladie d'Addison peut toucher des personnes de tous âges, mais elle est plus fréquente chez les personnes âgées de 30 à 50 ans.

Les personnes atteintes du syndrome polyendocrinien auto-immun, une maladie héréditaire rare dans laquelle notre système immunitaire attaque de nombreux tissus et organes, sont beaucoup plus susceptibles d'avoir la maladie d'Addison. Vos membranes muqueuses, vos glandes surrénales et vos glandes parathyroïdiennes sont généralement affectées par ce symptôme, bien qu'il puisse affecter d'autres types de tissus et d'organes.

Les personnes atteintes de la maladie auto-immune suivante courent également un risque élevé de développer la forme auto-immune (la plus courante) de la maladie d'Addison :

• Maladie de Graves.

• Thronique chronique.

• Diabète de type I.

• Anémie pernicieuse.

• Dermatite herpétiforme.

• Vraiment.

• Myasthénie grave.

Diagnostic

Votre fournisseur de soins de santé vous parlera de vos antécédents médicaux et de vos symptômes. Vous pourriez avoir certains des tests suivants :

Test sanguin.

Ce test peut mesurer les taux sanguins de sodium, de potassium, de cortisol et d'hormone adrénocorticale (ACTH). Un test sanguin peut également mesurer les anticorps liés à la maladie d'Addison auto-immune.

Tests d'imagerie.

Une tomodensitométrie de la région de l'estomac vérifie la taille des glandes surrénales et recherche d'autres problèmes. Une IRM de l'hypophyse peut tester l'insuffisance surrénalienne secondaire.

Test de stimulation à l'ACTH.

L'ACTH dit aux glandes surrénales de produire du cortisol. Ce test mesure le niveau de cortisol dans le sang avant et après une injection d'ACTH d'origine humaine.

Test d'glycémie induite par l'insuline.

Ce test est fait pour savoir si la glande pituitaire cause une insuffisance surrénalienne secondaire. Le test consiste à vérifier les niveaux de sucre dans le sang et de cortisol après une injection d'insuline.

Comment traite-t-on la maladie d'Addison ?

Votre traitement dépendra de la cause de votre état. Votre médecin peut vous prescrire des médicaments qui régulent vos glandes surrénales.

Il est très important de suivre le plan de traitement que votre médecin crée pour vous. La maladie d'Addison non traitée peut entraîner une crise d'Addison.

Si votre état n'a pas été traité pendant trop longtemps et a évolué vers une maladie potentiellement mortelle appelée crise d'Addison, votre médecin peut vous prescrire un médicament pour traiter ce problème. d'abord.

Une crise supplémentaire provoque une pression artérielle basse, un taux de sucre dans le sang élevé et un faible taux de sucre dans le sang.

Tout est à la maison

Gardez un kit d'urgence qui contient vos médicaments à portée de main à tout moment. Demandez à votre ami de rédiger une ordonnance pour un corticostéroïde injectable en cas d'urgence.

Vous pouvez également conserver une carte d'alerte médicale dans votre portefeuille et un bracelet au poignet pour informer les autres de votre état.

Médicaments

Vous devrez peut-être prendre une combinaison de médicaments à base de glucocorticoïdes (médicaments qui arrêtent l'inflammation) pour améliorer votre santé.

Ces médicaments seront pris pour le reste de votre vie et vous ne pouvez pas manquer une dose.

Des substituts hormonaux peuvent être prescrits pour remplacer les hormones que vos glandes surrénales ne produisent pas.

Thérapies alternatives

Il est important de maintenir votre niveau de stress bas si vous souffrez de la maladie d'Addison. Les événements majeurs de la vie, comme le décès d'un être cher ou une blessure, peuvent augmenter votre niveau de stress et affecter la façon dont vous réagissez à vos médicaments. Discutez avec votre médecin des autres moyens de soulager le stress, comme le yoga et la méditation.

Quelles sont les complications de l'insuffisance surrénalienne ?

Vous pouvez avoir des symptômes soudains et graves. C'est ce qu'on appelle l'insuffisance surrénalienne aiguë, ou crise d'Addison. Cela peut se produire lorsque votre corps est stressé. Cela peut arriver pour de nombreuses raisons, telles qu'une maladie, de la fièvre, une intervention chirurgicale ou une déshydratation. Vous pouvez également avoir une crise si vous arrêtez de prendre vos stéroïdes ou si vous réduisez soudainement la quantité de vos stéroïdes. Les symptômes d'une crise addisonienne comprennent les symptômes de l'insuffisance surrénalienne ou de la maladie d'Addison. Mais si une crise addisonienne n'est pas traitée, elle peut conduire à :

• Saisies

• Choc

• Comà

Prévention

Vous ne pouvez pas prévenir la maladie d'Addison, mais vous pouvez prendre certaines mesures pour éviter une crise surrénalienne :

• Si vous avez la maladie d'Addison, portez toujours un bracelet d'alerte médicale ou portez une carte indiquant que vous avez la maladie.

• Emportez avec vous un flacon d'urgence d'hydrocortisone injectable. Assurez-vous que vous et les membres de votre famille êtes formés pour administrer cette injection.

• Renseignez-vous, informez votre famille et les soignants des symptômes d'une crise d'Addison. Obtenez une aide médicale immédiate si vous développez ces symptômes.

Régime de la maladie d'Addison

Le régime recommandé pour les personnes atteintes de la maladie d'Addison est un régime équilibré et nutritif qui comprend une variété d'aliments riches en nutriments. s, tels que les fruits, les légumes, les grains entiers, les sources de protéines maigres et les graisses saines . Il est important d'éviter les aliments sucrés et transformés, qui peuvent provoquer des fluctuations de la glycémie et une prise de poids.

La surveillance de l'apport en sodium est également cruciale pour les personnes atteintes de la maladie d'Addison, car elles peuvent avoir des difficultés à réguler leur taux de sodium. Il est recommandé de ne pas consommer plus de 2 300 milligrammes de sodium par jour, ou moins si recommandé par un fournisseur de soins de santé.

Rester hydraté est également essentiel pour les personnes atteintes de la maladie d'Addison. Boire beaucoup de liquides, y compris de l'eau, des boissons gazeuses à faible teneur en sucre ou de l'eau de coco, peut aider à reconstituer les électrolytes et à prévenir la déshydratation.

Manger des repas plus petits et plus fréquents tout au long de la journée peut aider à réguler le taux de sucre dans le sang et à prévenir les baisses de tension artérielle induites par la faim. Travailler avec un régime enregistré peut également être utile pour les personnes qui ont du mal à gérer leur alimentation avec la maladie d'Addison, car ils peuvent fournir une solution d plans de nutrition.

Adopter une alimentation saine peut avoir de nombreux avantages pour les personnes atteintes de la maladie d'Addison, notamment :

1. Augmentation de l'énergie : Consommer une alimentation saine peut aider les personnes atteintes de la maladie d'Addison à se sentir plus énergiques et moins fatiguées. Manger de petits repas fréquents tout au long de la journée peut aider à réguler la glycémie et à prévenir les accidents énergétiques.

2. Réduction du risque de maladie chronique : Une alimentation équilibrée et nutritive peut aider à réduire le risque de maladies chroniques telles que les maladies cardiaques, le diabète de type 2 et certains types de cancer. . Pour les personnes atteintes de la maladie d'Addison, qui courent déjà un risque accru de développer ces conditions, l'adoption d'une alimentation saine est particulièrement importante.

3. Meilleure digestion : Consommer un régime qui comprend une variété d'aliments riches en nutriments

peut aider à soutenir la santé digestive et à réduire le risque de gastro-entérite tous les problèmes tels que la constipation, les ballonnements et les gaz.

4. Amélioration de l'équilibre hormonal : Consommer une alimentation équilibrée et nutritive peut aider à réguler la glycémie, la pression artérielle et l'équilibre électrolytique, qui sont tous essentiels. Il est idéal pour les personnes atteintes de la maladie d'Addison. En maintenant un poids santé et en consommant les nutriments appropriés, les personnes atteintes de la maladie d'Addison peuvent améliorer leur équilibre hormonal et leur état de santé général.

5. Amélioration de la qualité de vie : adopter une alimentation saine peut aider les personnes atteintes de la maladie d'Addison à se sentir plus en contrôle de leur état et à améliorer leur qualité de vie globale. En gérant efficacement leur régime alimentaire, les personnes atteintes de la maladie d'Addison peuvent réduire le risque de complications et profiter d'une meilleure santé et d'un bien-être.

1. Fruits et légumes : Les fruits et légumes frais sont une excellente source de nutriments, notamment de vitamines, de minéraux et d'antioxydants. Ils sont également riches en fibres, ce qui peut aider à réguler la digestion et la glycémie.

2. Grains entiers : Les grains entiers, tels que le riz brun, le duinoa et le pain de blé entier, sont une excellente source de fibres et d'autres nutriments essentiels.

3. Sources de protéines maigres : Les sources de protéines maigres, telles que le poulet, le poisson et le tofu, sont essentielles pour maintenir la masse musculaire et soutenir la santé globale.

4. Graisses saines : Les graisses saines, telles que celles que l'on trouve dans les avocats, les noix et l'huile d'olive, sont importantes pour maintenir les niveaux d'énergie et soutenir la fonction cérébrale.

5. Aliments à faible teneur en sodium : les personnes atteintes de la maladie d'Addison peuvent avoir des difficultés à réguler leur taux de sodium, il est donc

important de choisir des aliments à faible teneur en sodium quand c'est possible.

1. Aliments transformés : les aliments transformés sont souvent riches en sucre, en sel et en graisses malsaines, ce qui peut entraîner des fluctuations de la glycémie et une prise de poids.

2. Aliments riches en sucre : les aliments riches en sucre, tels que les bonbons, les sodas et les produits de boulangerie, peuvent provoquer des pics et des accidents de sucre dans le sang, entraînant la fatigue et d'autres symptômes.

3. Aliments riches en sodium : les personnes atteintes de la maladie d'Addison peuvent avoir des difficultés à réguler leur taux de sodium, il est donc important d'éviter les aliments riches en sodium, tels que les viandes transformées, aliments en conserve et restauration rapide.

4. Alcool: L'alcool peut interférer avec la capacité du corps à produire du cortisol, ce qui rend important pour

les personnes atteintes de la maladie d'Addison d'éviter d'alcool ou le consommer avec modération.

5. Caféine: La caféine peut provoquer une déshydratation et interférer avec la capacité du corps à absorber certains nutriments, il est donc important de limiter la consommation de caféine.

Plans de repas diététiques pour la maladie d'Addison

Voici quelques exemples de plans de repas pour les personnes atteintes de la maladie d'Addison :

Jour 1 :

Petit-déjeuner : yaourt grec avec granola et baies fraîches.

Collation : tranches de pomme avec du beurre de cacahuète.

Déjeuner : Salade de poulet grillé avec mesclun, avocat et tomates cerises.

Snack : Pois chiches rôtis.

Dîner : patate douce au four avec des haricots noirs, de la salsa et du fromage râpé.

Jour 2 :

Petit-déjeuner : petit-déjeuner avec des œufs brouillés, des haricots noirs, de la salsa et de l'avocat.

Snack: Bâtonnet de fromage faible en gras avec des craquelins de grains entiers.

Déjeuner : salade de thon avec légumes verts, concombre et tomate.

Collation : Tranches d'orange au beurre d'amande.

Dîner : Saumon grillé avec légumes rôtis et duuine.

Jour 3 :

Petit déjeuner : crêpes de grains entiers avec des baies fraîches et un côté de bacon de dinde.

Collation : Edamame rôti.

Déjeuner : Salade de crevettes grillées avec légumes verts, avocat et tomates cerises.

Collation : yaourt grec nature faible en gras avec des tranches de banane.

Dîner : Piment de Turquie avec un mélange de légumes et un côté de pain de grains entiers.

Jour 4 :

Petit-déjeuner : omelette végétarienne avec pain grillé à grains entiers et avocat tranché.

Collation : mélange montagnard avec des noix, des graines et des fruits secs.

Déjeuner: Salade César au poulet avec mesclun et un côté de craquelins de grains entiers.

Collation : tranches de poire avec du fromage faible en gras.

Dîner : Brochettes de poulet grillées avec un mélange de légumes et un côté de duuinoa.

Jour 5 :

Petit-déjeuner : petit-déjeuner burrito avec des œufs brouillés, des légumes mélangés et de l'avocat.

Collation : poulet rôti.

Déjeuner: Salade de thon avec mesclun et un côté de craquelins de grains entiers.

Collation : yaourt grec nature faible en gras avec des baies fraîches.

Dîner : saumon cuit au four avec des légumes rôtis et du riz brun.

Jour 6 :

Petit déjeuner : gaufres de grains entiers avec des baies fraîches et un côté de saucisse de dinde.

Snack: Bâtonnet de fromage faible en gras avec des bâtonnets de carotte.

Déjeuner : Wrap au poulet grillé avec des légumes verts mélangés et un côté de fruits.

Collation : tranches de pomme au beurre de cacahuète.

Dîner : Boulettes de viande de Turquie avec nouilles de courgettes et sauce marinara.

Jour 7 :

Petit-déjeuner : Lisse à base de lait d'amande, d'épice, de baies congelées et de poudre de protéines.

Collation : Edamame rôti.

Déjeuner: Salade de haricots noirs et de légumes avec des légumes verts mélangés et un côté de pain de grains entiers.

Collation : Fromage cottage faible en gras avec des tranches de pêche.

Dîner : Crevettes grillées avec un mélange de légumes et un côté de duinoa.

Liste de courses pour le régime de la maladie d'Addison

La création d'une liste d'épicerie est une étape importante dans la mise en œuvre d'un régime alimentaire contre la maladie d'Addison. Voici quelques suggestions d'articles à ajouter à votre liste de courses :

Légumes:

• Brossolí

• Associez-vous

• Itinéraires bruxellois

• Verts mélangés

• Épinard

• Zushini

• Sonneries de cloche

• Carottes

• Concombre

• Tomates cerises

Des fruits:

• Baies (fraises, myrtilles, framboises)

• Arrles

• Poires

• Des oranges

• Bananes

Protéine :

• Poitrine de poulet

• poitrine de dinde

• Steak de flanc de boeuf

• Saumon

• Crevette

• Thon

• Haricots noirs

• Edamame

• Fromage cottage faible en gras

• Yogourt grec nature

Grains entiers :
• Montée brune

• Quinoa

• Pain de grains entiers

• Pâtes de grains entiers

• Craquelins de grains entiers

• Gruau

Graisses saines :
• Avocat

• Amandes

• Noix

• Beurre de cacahuète

• Beurre d'amande

• Huile d'olive

Produits laitiers :

• Fromage faible en gras

• Lait faible en gras (ou alternative au lait)

• Oeufs

Divers :

• Salsa

• Hoummous

• Sauce marinara

• Baies congelées

• Légumes surgelés

• Mélange de sentiers (avec des noix, des graines et des

fruits secs)

N'oubliez pas de vérifier les étiquettes de tous les aliments emballés pour vous assurer qu'ils ne contiennent aucun ingrédient à éviter dans le cadre d'un régime alimentaire contre la maladie d'Addison, comme des sucres ajoutés ou de grandes quantités de sodium. De plus, il est important de n'acheter que des viandes et des produits frais qui sont dans leur date d'expiration pour assurer la plus haute qualité et la sécurité.

CHAPITRE DEUX

Le régime de la maladie d'Addison reçoit des directives :

Saumon grillé au citron et à l'aneth

Ingrédients:

• 4 (4 onces) filets de saumon

• 1 cuillère à soupe d'huile d'olive

• 1 table d'aneth frais, haché

• 1 citron, tranché

• Sel et poivre au goût

Instructions :

1. Préchauffez le gril.

2. Badigeonner les filets de saumon d'huile d'olive et assaisonner de sel et de poivre.

3. Placez les filets de saumon sur une lèchefrite ou une plaque à pâtisserie.

4. Faire griller pendant 6 à 8 minutes, ou jusqu'à ce que le saumon soit bien cuit et se défasse facilement avec une fourchette.

5. Saupoudrer l'aneth frais sur le saumon cuit.

6. Servir avec des tranches de citron sur le côté.

Informations nutritionnelles (par portion) : Calories : 240 Protéines : 23 g Lipides : 14 g Glucides : 2 g Fibres : 1 g Sucre : 0 g Sodium : 105 mg

Bol à smoothie vert

Ingrédients :

• 1 banane mûre, tranchée

• 1/2 tasse de morceaux de mangue surgelés

• 1/2 tasse de feuilles d'épinards

• 1/2 tasse de lait d'amande non sucré

• 1/4 cuillère à café d'extrait de vanille

• 1 cuillère à soupe de graines

• 1/4 tasse de baies fraîches, pour torsion

Instructions :

1. Dans un mélangeur, mélanger la banane tranchée, les morceaux de mangue congelés, les feuilles d'épinards, le lait d'amande, l'extrait de vanille et le sucre.

2. Mélanger à haute vitesse jusqu'à consistance lisse et crémeuse.

3. Versez le smoothie dans un bol.

4. Tor aux baies fraîches.

5. Servir immédiatement.

Information nutritionnelle (rer portion) : Calories : 200 Protéines : 5 g Lipides : 7 g Glucides : 33 g Fibres : 9 g Sucre : 17 g Sodium : 83 mg

Brochettes de poulet et légumes grillés

Ingrédients :

• 1 livre de poitrine de poulet désossée, sans peau, coupée en cubes

• 2 poivrons, épépinés et coupés en morceaux

• 1 petit oignon rouge, coupé en morceaux

• 1 courgette, tranchée

• 1 table d'huile d'olive

• 1 table de vinaigre balsamique

• Sel et poivre, au goût

Instructions:

1. Préchauffez le gril à feu moyen-élevé.

2. Enfilez le poulet et les légumes sur des brochettes.

3. Dans un petit bol, mélanger l'huile d'olive, le vinaigre balsamique, le sel et le poivre.

4. Badigeonner les brochettes avec le mélange d'huile d'olive.

5. Faites griller les brochettes pendant 10 à 12 minutes, en les retournant de temps en temps, ou jusqu'à ce que le poulet soit bien cuit et que les légumes soient tendres.

6. Servir chaud.

Information nutritionnelle (par portion) : Calories : 235 Protéines : 29 g Lipides : 9 g Glucides : 9 g Fibres : 3 g Sucre : 5 g Sodium : 108 mg

Salade de patates douces rôties et haricots noirs

Ingrédients:

• 2 patates douces moyennes, pelées et coupées en cubes

• 1 boîte (15 onces) de haricots noirs, égouttés et rincés

• 1/2 oignon rouge, haché

• 1/2 tasse de coriandre fraîche, hachée

• 2 cuillères à soupe de jus de citron vert

• 1 cuillère à soupe d'huile d'olive

• 1/2 cuillère à café de cumin moulu

• Sel et poivre, au goût

Instructions :

1. Préchauffez le four à 400°F (200°C).

2. Placez les cubes de patates douces sur une plaque à pâtisserie et arrosez-les d'huile d'olive. Assaisonner de sel et de poivre.

3. Rôtir au four pendant 20 à 25 minutes, ou jusqu'à ce qu'ils soient tendres et légèrement dorés.

4. Dans un grand bol, combiner les patates douces rôties, les haricots noirs, l'oignon rouge et la coriandre.

5. Dans un petit bol, fouetter ensemble le jus de citron vert, l'huile d'olive, le cumin moulu, le sel et le poivre.

6. Versez la vinaigrette sur la salade et mélangez.

7. Servir chaud ou à température ambiante.

Information nutritionnelle (portion) : Calories : 215 Protéines : 6 g Lipides : 4 g Glucides : 41 g Fibres : 9 g Sucres : 8 g Sodium : 216 mg

Bol petit-déjeuner à l'avoine

Ingrédients:

• 1/2 tasse de flocons d'avoine

• 1 tasse de lait d'amande non sucré

• 1 cuillère à soupe de purée

• 1/2 cuillère à café de cannelle moulue

• 1/2 tasse de baies fraîches

• 1 cuillère à soupe de noix hachées (telles que des amandes ou des noix)

Instructions:

1. Dans une petite casserole, mélanger les flocons d'avoine, le lait d'amande, le sirop d'érable et la cannelle moulue.

2. Cuire à feu moyen, en remuant de temps en temps, pendant 5 à 7 minutes ou jusqu'à ce que l'air refroidisse.

3. Versez les flocons d'avoine dans un bol.

4. Tor avec des baies fraîches et des noix hachées.

5. Servir chaud.

Informations nutritionnelles (par portion) : Calories : 233 Protéines : 7 g Lipides : 7 g Glucides : 37 g Fibres : 7 g Sucre : 11 g Sodium : 106 mg

Saumon au four aux asperges

Ingrédients:

• 4 filets de saumon

• 1 livre de bacon

• 2 cuillères à soupe d'huile d'olive

• 2 cuillères à soupe de jus de citron

• 1 gousse d'ail, hachée

• Sel et poivre au goût

Instructions :

1. Préchauffer le four à 400°F (200°C).

2. Coupez les pointes d'asperges en bouchées et placez-les dans un plat allant au four.

3. Versez l'huile d'olive, le jus de citron et l'ail haché sur l'ail.

4. Assaisonnez les filets de saumon avec du sel et du poivre, puis placez-les sur le gril.

5. Cuire au four de 15 à 20 minutes ou jusqu'à ce que le saumon soit bien cuit et qu'il soit tendre.

6. Servir chaud.

Information nutritionnelle (par portion) : Calories : 248
Protéines : 28 g Lipides : 14 g Glucides : 6 g Fibres : 3 g
Sucre : 3 g Sodium : 97 mg

Smoothie à la banane et au beurre de cacahuète

Ingrédients:

• 1 banane mûre moyenne

• 1 table de beurre de cacahuète naturel

• 1/2 tasse de lait d'amande non sucré

• 1/2 cuillère à café de miel (oriental)

• 1/2 cuillère à café d'extrait de vanille

• 4-6 glaçons

Instructions:

1. Pelez la banane et placez-la dans un mixeur.

2. Ajoutez le beurre de cacahuète, le lait d'amande, le miel (le cas échéant), l'extrait de vanille et les glaçons dans le mélangeur.

3. Mélanger à haute vitesse jusqu'à consistance lisse et crémeuse.

4. Verser dans un verre et servir.

Information nutritionnelle (par portion) : Calories : 237 Protéines : 6 g Lipides : 12 g Glu : 29 g Fibres : 4 g Sucre : 16 g Sodium : 115 mg

Parfait de yaourt grec aux baies et aux amandes

Ingrédients :

• 1/2 tasse de yaourt grec nature

• 1/2 tasse de baies mélangées (fraises, myrtilles, framboises)

• 1 table d'amandes effilées

• 1/4 cuillère à café de miel (facultatif)

Instructions:

1. Dans un petit bol, mélanger le yaourt grec et le miel (si vous en utilisez).

2. Placez les baies mélangées dans un bol séparé.

3. Couchez le yogourt et les baies dans un verre ou un bocal.

4. Garnir d'amandes effilées.

5. Servir immédiatement.

Information nutritionnelle (par portion) : Calories : 151 Protéines : 13 g Lipides : 5 g Glucides : 17 g Fibres : 3 g Sucre : 11 g Sodium : 39 mg

Sauté de poulet et de légumes

Ingrédients:

• 1 cuillère à soupe d'huile d'olive

• 1/2 ronde de poitrine de poulet désossée, sans peau, lait maternel

• 1/2 poivron rouge, tranché

• 1/2 cloche verte, coupée en tranches

• 1/2 онioon, en tranches

• 1/2 champignons tranchés

• 1 gousse d'ail, hachée

• 1 cuillère à café de sauce faible en sodium

Sel et poivre au goût

Instructions:

1. Faites chauffer l'huile d'olive dans une grande poêle à feu moyen-élevé.

2. Ajouter les lanières de poulet et cuire jusqu'à ce qu'elles soient dorées, environ 3-4 minutes.

3. Ajoutez les poivrons tranchés, l'oignon, les champignons et l'ail haché à la poêle.

4. Cuire, en remuant fréquemment, jusqu'à ce que les légumes soient tendres et que le poulet soit bien cuit, environ 5 à 7 minutes.

5. Incorporer la sauce soja et assaisonner avec du sel et du poivre, au goût.

6. Servir chaud.

Informations nutritionnelles (par portion) : Calories : 237 Protéines : 28 g Lipides : 10 g Glucides : 9 g Fibres : 2 g Sucre : 4 g Sodium : 242 mg

Saumon au four avec citron et aneth

Ingrédients :

• 4 filets de saumon

• 2 cuillères à soupe d'huile d'olive

• 1 citron, tranché

• 2 cuillères à soupe d'aneth frais haché

• Sel et poivre au goût

Instructions :

1. Préchauffez le four à 400°F (200°C).

2. Placez les filets de saumon dans un plat allant au four et badigeonnez-les d'huile d'olive.

3. Assaisonnez le saumon avec du sel et du poivre.

4. Garnir chaque filet de saumon de tranches de citron et d'aneth frais haché.

5. Cuire au four pendant 12 à 15 minutes ou jusqu'à ce que le saumon soit bien cuit.

6. Servir le saumon chaud.

Informations nutritionnelles (par portion) : Calories : 247 Protéines : 28 g Lipides : 14 g Glucides : 2 g Fibres : 1 g Sucre : 1 g Sodium : 105 mg

Soupe aux lentilles

Ingrédients :

• 1 tasse de lentilles séchées, rincées et égouttées

• 4 tasses de bouillon de légumes à faible teneur en sodium

• 1 oignon, choisi

• 2 gousses d'ail, hachées

• 2 branches de céleri, hachées

• 2 carottes, hachées

• 1 cuillère à soupe d'huile d'olive

• 1 cuillère à café de thym séché

• Sel et poivre au goût

Instructions:

1. Faites chauffer l'huile d'olive dans une grande casserole à feu moyen.

2. Ajoutez l'oignon haché, l'ail haché, le céleri haché et les carottes hachées dans la casserole et faites cuire jusqu'à ce que les légumes soient tendres.

3. Ajouter les lentilles séchées, le bouillon de légumes à faible teneur en sodium et le thym séché à la racine et remuer pour combiner.

4. Porter la soupe à ébullition, puis réduire le feu à doux et laisser mijoter pendant 20 à 25 minutes, ou jusqu'à ce que les lentilles soient tendres.

5. Assaisonner la soupe avec du sel et du poivre au goût.

6. Servir la soupe aux lentilles bien chaude.

Informations nutritionnelles (par portion) : Calories : 188 Protéines : 11 g Lipides : 4 g Glucides : 29 g Fibres : 13 g Sucre : 4 g Sodium : 175 mg

Salade de quinoa et légumes rôtis

Ingrédients:

• 1 sur du noa

• 2 tasses de bouillon de légumes à faible teneur en sodium

• 2 cs de légumes mélangés hachés (tels que des poivrons, des courgettes et des aubergines)

• 1 cuillère à soupe d'huile d'olive

• Sel et poivre au goût

• 2 cuillères à soupe de persil frais haché

• 2 cuillères à soupe de jus de citron

• 1 cuillère à soupe de miel

Instructions :

1. Préchauffer le four à 400°F (200°C).

2. Dans un grand bol, mélangez les légumes mélangés hachés avec de l'huile d'olive, du sel et du repper.

3. Étalez les légumes sur une plaque à pâtisserie et faites-les rôtir pendant 20 à 25 minutes, ou jusqu'à ce qu'ils soient tendres et légèrement dorés.

4. Dans une casserole moyenne, porter à ébullition le bouillon de légumes à faible teneur en sodium.

5. Ajoutez le duinoa à la sauce, réduisez le feu à doux et laissez mijoter pendant 15 à 20 minutes, ou jusqu'à ce que le quinoa soit bien cuit.

6. Dans un petit bol, fouetter ensemble la persil fraîche hachée, le jus de citron et le miel.

7. Dans un grand bol, mélanger le quinoa cuit et les légumes rôtis.

8. Versez la vinaigrette sur le mélange de quinoa et de légumes rôtis et remuez pour enrober.

9. Servir le quinoa et la salade de légumes rôtis à température ambiante.

Informations nutritionnelles (par portion) : Calories : 232 Protéines : 6 g Lipides : 7 g Glucides : 39 g Fibres : 6 g Sucre : 10 g Sodium : 108 mg

Yaourt grec et Berry Parfait

Ingrédients:

• 1 tasse de yaourt grec sans gras

• 1/2 tasse de baies mélangées (telles que des fraises, des bleuets et des framboises)

• 1 cuillère à soupe de miel

• 1/4 tasse de granola faible en gras

Instructions:

1. Dans un petit bol, mélanger le yaourt grec sans gras et le miel.

2. Dans un bol séparé, mélangez les baies mélangées avec un filet de miel.

3. Dans un verre, étalez le mélange de yaourt grec, les baies mélangées et le granola faible en gras.

4. Répétez la superposition jusqu'à ce que tous les ingrédients soient utilisés.

5. Servez la yaourt grecque et les baies froides.

Informations nutritionnelles (par portion) : Calories : 225 Protéines : 15 g Lipides : 2 g Glucides : 39 g

Salade de quinoa avec légumes rôtis et fromage feta

Ingrédients :

• 1 tasse d'uinoa non cuite

• 2 tasses de légumes mélangés, hachés (tels que des poivrons, des courgettes et des oignons)

• 1 cuillère à soupe d'huile d'olive

• Sel et poivre au goût

• 2 assiettes de fromage feta émietté

• 1 cuillère à soupe de vinaigre balsamique

Instructions :

1. Préchauffer le four à 400°F (200°C).

2. Cuire le quinoa selon les instructions.

3. Placer les légumes hachés sur une plaque à pâtisserie et arroser d'huile d'olive. Assaisonnez avec du sel et du poivre.

4. Rôtir au four pendant 20 à 25 minutes ou jusqu'à ce qu'ils soient tendres et légèrement dorés.

5. Dans un grand bol, mélangez le duo cuit et les légumes rôtis.

6. Ajoutez le fromage feta émietté et le vinaigre balsamique. Mélanger pour combiner.

7. Servir chaud ou à température ambiante.

Informations nutritionnelles (par portion) : Calories : 238 Protéines : 9 g Lipides : 8 g Glucides : 33 g Fibres : 5 g Sucre : 5 g Sodium : 142 mg

Wraps à la dinde et à la laitue Avosa

Ingrédients:

• 1 lb de dinde hachée

• 1 avocat coupé en dés

• 1 poivron rouge, coupé en dés

• 1/2 oignon rouge, coupé en dés

• 1 citron vert, pressé

• 1/4 tasse de coriandre fraîche, hachée

• Sel et poivre au goût

• Feuilles de laitue, pour l'emballage

Instructions :

1. Faites chauffer une poêle à feu moyen-élevé et ajoutez la dinde hachée. Cuire jusqu'à ce qu'il soit doré et qu'il ne soit plus rose.

2. Ajoutez l'avocat, le poivron rouge, l'oignon rouge, le jus de citron vert, la coriandre, le sel et le poivre dans la poêle. Remuer pour combiner.

3. Laisser le mélange cuire pendant 2-3 minutes supplémentaires.

4. Servez le mélange de dinde dans des feuilles de laitue pour une option d'emballage à faible teneur en glucides.

Informations nutritionnelles (par portion) : Calories : 240 Protéines : 24 g Lipides : 12 g Glucides : 11 g Fibres : 5 g Sucre : 4 g Sodium : 113 mg

Smoothie à la banane et au beurre d'amande

Ingrédients :

• 1 banane mûre

• 1 tasse de lait d'amande non sucré

• 2 cuillères à soupe de beurre d'amande

• 1 cuillère à café de miel (en option)

• 1/2 càc d'extrait de vanille

• 4 glaçons

Instructions :

1. Ajouter tous les ingrédients dans un mélangeur et mélanger jusqu'à consistance lisse.

2. Versez dans un verre et servez immédiatement.

Informations nutritionnelles (par portion) : Calories : 246 Protéines : 5 g Lipides : 16 g Glucides : 24 g Fibres : 4 g Sucre : 13 g Sodium : 172 mg

Brochettes de poulet grillé et de légumes
Ingrédients :

• 1 lb de poitrine de poulet désossée, sans peau, coupée en cubes

• 1 poivron rouge, coupé en morceaux

• 1 courgette, tranchée

• 1 courge jaune, tranchée

• 1 oignon rouge, coupé en morceaux

• 2 cuillères à soupe d'huile d'olive

• 2 cuillères à soupe de vinaigre balsamique

• 1 gousse d'ail, hachée

• Sel et poivre au goût

Instructions :

1. Préchauffez un gril à feu moyen-vif.

2. Enfilez le poulet et les légumes sur des brochettes.

3. Dans un petit bol, fouetter ensemble l'huile d'olive, le vinaigre balsamique, l'ail haché, le sel et le poivre.

4. Badigeonner les brochettes avec le mélange balsamique, en veillant à bien enrober tous les côtés.

5. Placez les brochettes sur le gril et faites cuire pendant 10 à 12 minutes, ou jusqu'à ce que le poulet soit bien cuit et que les légumes soient tendres.

6. Servir chaud.

Informations nutritionnelles (par portion) : Calories : 220 Protéines : 28 g Lipides : 9 g Glucides : 8 g Fibres : 2 g Sucre : 4 g Sodium : 133 mg

Salade de thon épicée

Ingrédients :

• 2 boîtes de thon à l'eau, égouttées

• 2 branches de céleri, coupées en dés

• 1/4 tasse d'oignon rouge coupé en dés

• 1/4 tasse de yogourt grec

• 1 cuillère à soupe de sauce piquante

• Sel et poivre au goût

Instructions:

1. Dans un bol à mélanger, mélanger le thon égoutté, le céleri en dés, l'oignon rouge en dés, le yaourt grec, la sauce piquante, le sel et le poivre.

2. Bien mélanger jusqu'à ce que tous les ingrédients soient combinés.

3. Servir sur un lit de laitue ou avec des craquelins.

Information nutritionnelle (par portion) : Calories : 126 Protéines : 21 g Lipides : 3 g Glucides : 3 g Fibres : 1 g Sucre : 2 g Sodium : 417 mg

Salade de quinoa végétalienne

Ingrédients:

• 1 tasse d'uinoa non cuite

• 1 boîte de conserve, égouttée et rincée

• 1/2 concombre, coupé en dés

• 1/2 poivron rouge, coupé en dés

• 1/4 tasse d'oignon rouge, coupé en dés

• 2 cuillères à soupe d'huile d'olive

• 2 cuillères à soupe de jus de citron

• 1 gousse d'ail émincée

• Sel et poivre au goût

Instructions:

1. Faites cuire le duuinoa selon les instructions du paquet.

2. Dans un bol à mélanger, combinez la nourriture cuite, les poulets, le concombre en dés, le poivron rouge en dés et l'oignon rouge en dés.

3. Dans un petit bol, fouetter ensemble l'huile d'olive, le jus de citron, l'ail haché, le sel et le poivre.

4. Versez la vinaigrette sur le mélange de duinoa et mélangez jusqu'à ce que tout soit imbibé.

5. Servir écaillé.

Information nutritionnelle (par portion) : Calories : 233 Protéines : 8 g Lipides : 9 g Glucides : 32 g Fibres : 6 g Sucre : 3 g Sodium : 145 mg

Wraps de laitue turque

Ingrédients:

• 1 lb de dinde hachée

• 1 cuillère à soupe d'huile d'olive

• 1 poivron rouge coupé en dés

- 1/2 oignons coupés en dés

- 2 gousses d'ail, hachées

- 2 cuillères à soupe de sauce hoisin

- 2 cuillères à soupe de sauce soja

- 1 tasse de vinaigre

- 1/2 cuillère à café de gingembre moulu

- 1/4 de cuillère à café de flocons de piment rouge (en option)

- Sel et poivre au goût

- Feuilles de laitue pour l'emballage

Instructions :

1. Faites chauffer l'huile d'olive dans une grande poêle à feu moyen-élevé.

2. Ajoutez la dinde hachée et faites cuire jusqu'à ce qu'elle soit dorée et bien cuite, en la brisant en petits morceaux avec une spatule.

3. Ajoutez le poivron rouge coupé en dés, l'oignon coupé en dés et l'ail haché dans la poêle et faites cuire jusqu'à ce que les légumes soient tendres.

4. Dans un petit bol, fouetter ensemble la sauce, la sauce soja, le vinaigre de riz, le gingembre moulu, les flocons de piment rouge (le cas échéant), le sel et le poivre.

5. Versez la sauce sur le mélange de dinde et remuez jusqu'à ce que tout soit enrobé.

6. Servir le mélange de dinde dans des feuilles de laitue.

Informations nutritionnelles (par portion) : Calories : 215 Protéines : 25 g Lipides : 9 g Glucides : 10 g Fibres : 2 g Sucre : 5 g Sodium : 587 mg

Enchiladas aux patates douces et aux haricots noirs

Ingrédients :

• 2 grosses patates douces, pelées et coupées en dés

• 1 boîte de haricots noirs, égouttés et rincés

• 1/2 tasse coupée en dés

• 2 gousses d'ail, hachées

- 1 cuillère à café de cumin

- 1/2 cuillère à café de poudre

- Sel et poivre au goût

- 8 tortillas de maïs

- 1 tasse de sauce enchilada

- 1/2 tasse de fromage cheddar râpé

Instructions:

1. Préchauffez le four à 375 °F (190 °C).

2. Dans une grande poêle, faites cuire les dés de patates douces, les haricots noirs, l'oignon coupé en dés et l'ail haché à feu moyen jusqu'à ce que les patates douces soient tendres.

3. Ajouter le cumin, la poudre glacée, le sel et le poivre à la poêle et remuer jusqu'à ce que les légumes soient enrobés.

4. Réchauffez les tortillas de maïs au micro-ondes ou dans une poêle jusqu'à ce qu'elles soient prêtes.

5. Dans un plat de cuisson de 9 x 13 pouces, étalez une fine couche de sauce enchilada au fond.

6. Remplissez chaque tortilla avec le mélange de patates douces et roulez fermement, en plaçant la couture vers le bas dans le plat de cuisson.

7. Verser la sauce enchilada restante sur les tortillas roulées et garnir de fromage cheddar râpé.

8. Cuire au four pendant 20-25 minutes, ou jusqu'à ce que le fromage soit fondu et pétillant.

9. Servir chaud.

Informations nutritionnelles (par portion) : Calories : 230 Protéines : 9 g Lipides : 7 g Glucides : 36 g Fibres : 8 g Sucre : 5 g Sodium : 534 mg

Salade de Thon et Haricots Blancs

Ingrédients :

• 1 boîte de thon égoutté

• 1 boîte de haricots blancs, égouttés et rincés

• 1/2 tasse de concombre haché

- 1/2 tasse de tomates cerises hachées

- 1/4 tasse d'oignon rouge coupé en dés

- 2 cuillères à soupe de persil frais haché

- 2 cuillères à soupe de jus de citron

- 1 cuillère à soupe d'huile d'olive

- Sel et poivre au goût

Instructions :

1. Dans un grand bol, mélanger le thon égoutté et les haricots blancs.

2. Ajoutez le concombre haché, les tomates cerises, l'oignon rouge coupé en dés et le persil frais haché dans le bol et remuez pour combiner.

3. Dans un petit bol, fouetter ensemble le jus de citron, l'huile d'olive, le sel et le poivre.

4. Versez la vinaigrette sur le mélange de thon et de haricots blancs et remuez pour enrober.

5. Servir la salade froide.

Information nutritionnelle (rer portion) : Calories : 219 Protéines : 21 g Lipides : 6 g Glu : 22 g Fibres : 7 g Sucre : 2 g Sodium : 425 mg

Riz frit au chou-fleur

Ingrédients:

• 1 tête de chou-fleur, râpée

• 1 cuillère à soupe d'huile d'olive

• 1/2 oignon coupé en dés

• 1/2 tasse de chou coupé en dés

• 1/2 tasse de rées surgelées

• 2 gousses d'ail, hachées

• 2 œufs, battus

• 2 cuillères à soupe de sauce soja

• Sel et poivre au goût

Instructions:

1. Faites chauffer l'huile d'olive dans une grande poêle à feu moyen.

2. Ajoutez le chou-fleur râpé, l'oignon coupé en dés, les carottes coupées en dés, les pois surgelés et l'ail haché dans la poêle et faites cuire jusqu'à ce que les légumes soient tendres.

3. Poussez les légumes sur les côtés de la poêle et ajoutez les œufs battus au centre de la poêle.

4. Brouillez les œufs jusqu'à ce qu'ils soient bien cuits, puis mélangez-les au mélange de légumes.

5. Incorporer la sauce soja, le sel et le poivre.

6. Servir le riz frit au chou-fleur chaud.

Informations nutritionnelles (par portion) : Calories : 158 Protéines : 9 g Lipides : 8 g Glucides : 16 g Fibres : 6 g Sucre : 6 g Sodium : 484 mg

En conclusion, le livre de recettes sur le régime alimentaire de la maladie d'Addison est une ressource essentielle pour toute personne vivant avec cette maladie. Ce livre de cuisine fournit aux personnes atteintes de la maladie d'Addis et à leurs proches une foule d'informations et de conseils pratiques sur la façon de gérer leur régime alimentaire. pour maintenir une santé optimale.

En mettant l'accent sur les aliments entiers, les protéines maigres et les graisses saines, le livre de cuisine sur le régime alimentaire d'Addison offre une gamme de recettes faciles à préparer et délicieuses. qui sont remplis de nutriments. Du petit déjeuner au dîner, et tout le reste, ce livre de cuisine fournit une variété d'options pour vous aider à obtenir les nutriments dont vous avez besoin pour vous sentir mieux.

De plus, le livret de cuisine sur le régime alimentaire de la maladie d'Addison fournit des informations précieuses sur les meilleurs aliments à manger et à éviter lorsque vous vivez avec cette maladie. En suivant les conseils et les directives fournies dans ce livre de cuisine, les personnes atteintes de la maladie d'Addison peuvent prendre le contrôle de leur alimentation et gérer leur état avec confiance. idée.

Dans l'ensemble, le livre de recettes sur le régime alimentaire de la maladie d'Addison est une ressource inestimable qui peut aider les personnes atteintes de la maladie d'Addison à maintenir une santé et un bien-être optimaux. Que vous soyez nouvellement diagnostiqué ou que vous viviez avec cette condition depuis des années, ce livre de cuisine peut vous fournir les informations et les outils dont vous avez besoin pour prospérer.